Sumário

introdução

Seja bem-vindo ao e-book "Saúde Natural".
Neste guia abrangente, mergulharemos em mundo de conhecimentos e práticas que promovem uma abordagem holística para melhorar saúde e o bem -estar.
Acreditamos que a natureza oferece uma riqueza de recursos valiosos que podem ser aproveitados para cuidar de nosso corpo, mente e espírito.
Em um cenário em que a busca por alternativas naturais e o retorno a práticas ancestrais ganham cada vez mais destaque, este e-book oferece um panorama detalhado de receitas, técnicas e conselhos para utilizar ingredientes naturais em prol de uma vida mais saudável.
Ao explorar essas abordagens, lembramos a importância de considerar o aconselhamento médico convencional e de consultar um profissional de saúde antes de iniciar qualquer novo tratamento ou prática.
Cada capítulo foi criado com atenção aos detalhes e baseado em conhecimentos disponíveis até a data de publicação deste e-book.

Lembramos que este e-book não visa substituir a orientação médica profissional. Ele é projetado para oferecer opções naturais e complementares para seu cuidado pessoal, promovendo um estilo de vida equilibrado e saudável.
À medida que exploramos as inúmeras possibilidades da saúde natural, incentivamos você a descobrir o que funciona melhor para você, sempre mantendo em mente sua própria saúde, necessidades e circunstâncias individuais.
A jornada rumo à saúde natural é uma escolha pessoal, e estamos empolgados por você estar se unindo a nós nesse caminho. Esperamos que este e-book seja uma fonte valiosa de inspiração e informação, permitindo que você tome decisões conscientes e bem informadas para melhorar sua qualidade de vida.
Agora, convidamos você a mergulhar nesta jornada de descoberta, cura e transformação. Lembre-se de que sua saúde é um tesouro precioso, e cuidar dela é um investimento em um futuro mais saudável e vibrante.

Com entusiasmo,
Equipe Saúde Natural

Capítulo 1-Gripe

Com a chegada do inverno, é comum vermos um aumento nos casos de gripes e resfriados. Embora muitas vezes confundidos, gripes e resfriados são doenças diferentes, causadas por vírus diferentes. A gripe, ou influenza, é uma infecção respiratória aguda, causada pelo vírus da influenza.

A gripe é altamente contagiosa e pode se espalhar facilmente através de gotículas respiratórias quando uma pessoa infectada tosse, espirra ou fala. Além disso, é possível contrair a gripe tocando em superfícies contaminadas pelo vírus, como maçanetas, teclados e corrimãos, e em seguida tocando no rosto.

Os sintomas da gripe incluem febre alta, dor de cabeça, dor muscular, dor de garganta, tosse, coriza e mal-estar geral. Em casos graves, pode levar a complicações como pneumonia, insuficiência respiratória e até mesmo a morte, principalmente em grupos de risco, como idosos, crianças pequenas e pessoas com doenças crônicas.

A prevenção da gripe é a melhor maneira de evitar a doença. A vacina contra a gripe é altamente recomendada, especialmente para pessoas de grupos de risco. Além disso, medidas de higiene pessoal, como lavar as mãos com frequência, cobrir a boca e o nariz ao tossir e espirrar, e evitar o contato próximo com pessoas doentes, também ajudam a prevenir a gripe.

No entanto, se você já contraiu a gripe, existem alguns remédios naturais que podem ajudar a aliviar os sintomas. Chá de gengibre e limão, xarope de mel e própolis e inalação com óleos essenciais são algumas das opções de remédios naturais para tratar a gripe.

É importante lembrar que, em caso de sintomas graves, como dificuldade para respirar, dor no peito, tonturas e confusão mental, é necessário procurar atendimento médico imediatamente. A gripe pode levar a complicações graves e é importante monitorar de perto os sintomas.

Em resumo, a gripe é uma doença infecciosa comum, mas pode ser prevenida com medidas simples de higiene pessoal e a vacinação. Se você contrair a gripe, existem opções naturais para aliviar os sintomas, mas é importante estar atento a sinais de complicações e buscar ajuda médica se necessário. Cuide da sua saúde e fique bem!

Gripe

1. Xarope de cebola e alho

O xarope de cebola e alho tem propriedades expectorantes e anti-sépticas que, além de ajudarem a soltar o catarro, fortalecem o sistema imune e reduzem a inflamação das vias respiratórias, ajudando a aliviar os sintomas da gripe, como tosse ou nariz entupido.

Ingredientes

- 1 cebola média ralada;
- 1 dente de alho amassado;
- Mel.

Modo de preparo

Colocar a cebola e o alho em um recipiente de vidro e adicionar uma quantidade suficiente de mel para cobrir a cebola e o alho. Mexer os ingredientes e armazenar na geladeira de um dia para o outro.

Para crianças com mais de 2 anos, pode-se dar 2,5 mL do xarope, o que equivale a cerca de meia colher de chá do xarope, até 3 vezes ao dia. Já para adultos, pode-se tomar 5 mL ou 1 colher de chá do xarope, até 3 vezes por dia.

O xarope de cebola e alho deve ser guardado em um recipiente de vidro limpo e seco, na geladeira. Descartar qualquer quantidade não utilizada desse xarope após 1 semana.

2. Xarope de alho e mel:

Ingredientes:

- 10 dentes de alho
- 1 copo de mel

Modo de preparo:

1. Descasque e corte os dentes de alho em pedaços pequenos.
2. Coloque o alho em uma panela com o mel e leve ao fogo baixo.
3. Cozinhe a mistura até que o alho fique macio.
4. Coe a mistura e armazene em um frasco.

Como tomar:

- Adultos: tomar 1 colher de sopa do xarope a cada 3 horas.
- Crianças acima de 1 ano: tomar 1 colher de chá do xarope a cada 3 horas.

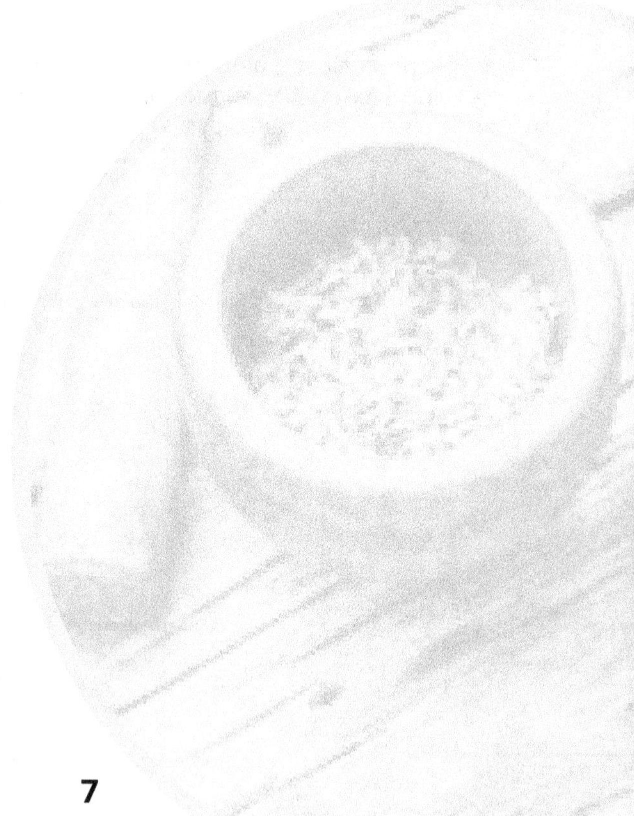

3. Xarope de gengibre e limão:

Ingredientes:
- 1 pedaço de gengibre ralado
- Suco de 1 limão
- 1 copo de água
- Mel a gosto

Modo de preparo:
1. Adicione o gengibre ralado, o suco de limão e a água em uma panela e deixe ferver por alguns minutos.
2. Adicione mel a gosto e misture bem.
3. Coe a mistura e armazene em um frasco.

Como tomar:
- Adultos: tomar 1 colher de sopa do xarope a cada 3 horas.
- Crianças acima de 1 ano: tomar 1 colher de chá do xarope a cada 3 horas.

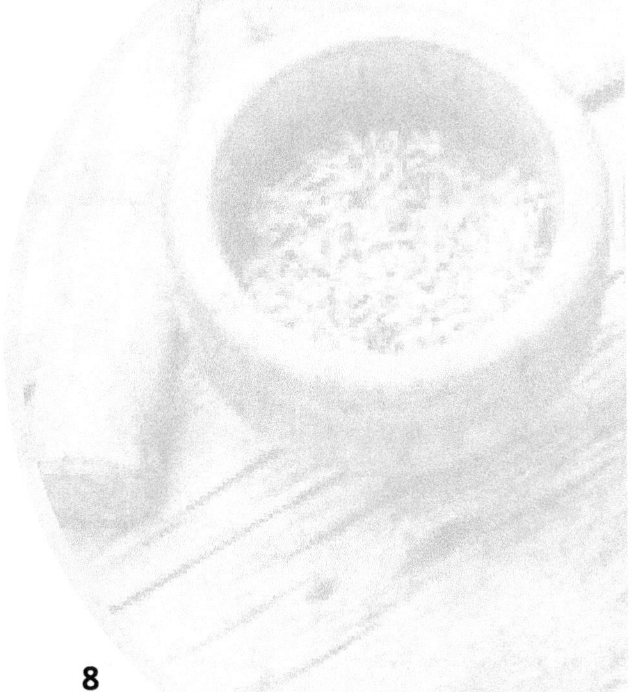

4. Xarope de sabugueiro:

Ingredientes:

- 1 xícara de flores de sabugueiro
- 3 xícaras de água
- 2 xícaras de açúcar

Modo de preparo:

1. Coloque as flores de sabugueiro e a água em uma panela e deixe ferver por cerca de 30 minutos.
2. Adicione o açúcar e deixe ferver até que ele se dissolva completamente.
3. Coe a mistura e armazene em um frasco.

Como tomar:

- Adultos: tomar 1 colher de sopa do xarope a cada 3 horas.
- Crianças acima de 1 ano: tomar 1 colher de chá do xarope a cada 3 horas.

5. Xarope de menta e mel:

Ingredientes:

- 1 xícara de água
- 1 colher de sopa de folhas de menta fresca
- 1 copo de mel

Modo de preparo:

1. Adicione a água e as folhas de menta em uma panela e deixe ferver por alguns minutos.
2. Adicione o mel e misture bem.
3. Coe a mistura e armazene em um frasco.

Como tomar:

- Adultos: tomar 1 colher de sopa do xarope a cada 3 horas.
- Crianças acima de 1 ano: tomar 1 colher de chá do xarope a cada 3 horas.

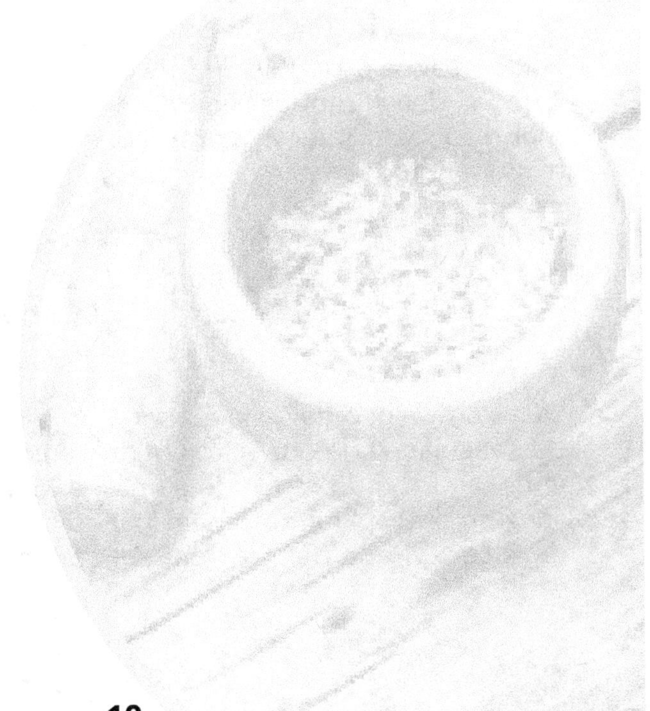

6.Xarope de gengibre com limão, mel e própolis

O xarope de gengibre com limão, mel e própolis é um excelente remédio caseiro para gripes, resfriados ou dor de garganta, pois contém na sua composição substâncias, como gingerol e vitamina C, com potente ação anti-inflamatória, analgésica, antipirética e expectorante.

Além disso, esse xarope tem ação antioxidante que reduz os danos nas células e ajuda a melhorar o funcionamento do sistema imunológico, aumentando a imunidade e melhorando a resposta do corpo às infecções

.Ingredientes

- 25 g de gengibre fresco sem casca fatiado ou 1 colher de gengibre em pó;
- 1 xícara de mel;
- 3 colheres (de sopa) de água;
- 3 colheres (de sopa) de suco do limão;
- 5 gotas de extrato de própolis.

Modo de preparo

Ferver a água e, depois de fervida, acrescentar o gengibre. Tampar, deixar repousar durante 10 minutos, acrescentar o mel, o suco do limão e o própolis, e misturar até obter uma mistura homogênea e com consistência viscosa igual ao xarope.

Tomar 1 colher de sopa, 3 vezes ao dia, até ao desaparecimento dos sintomas da gripe. As crianças com mais de 2 anos, podem tomar 1 colher de chá do xarope de gengibre, até 3 vezes ao dia.

Esse xarope não deve ser usado por pessoas com problemas de coagulação ou que estejam utilizando remédios anticoagulantes, pois pode aumentar o risco de sangramentos e hematomas. Além disso, o uso deste xarope deve ser evitado por grávidas sem orientação do médico.

7. Xarope de beterraba com mel

O xarope de beterraba com mel pode ser usado para auxiliar no tratamento de gripes, resfriados e tosse, devido suas propriedades anti-inflamatórias das vias respiratórias e por ajudar a melhorar o sistema imunológico. Além disso, o mel também ajuda a lubrificar a garganta e a reduzir a inflamação, aliviando a tosse.

Ingredientes
- 1 beterraba crua;
- 2 colheres (de sopa) de mel.

Modo de preparo
Lavar e cortar a beterraba em fatias finas e colocar em um recipiente de vidro limpo e seco. Adicionar o mel, misturar e deixar descansar por 24 horas. Após esse tempo, recolher a parte líquida que se formou, que é o xarope, e transferir para outro recipiente de vidro esterilizado e tampar.
Pode-se tomar 1 colher de sopa, até 3 vezes ao dia, até o desaparecimento dos sintomas. As crianças com mais de 2 anos, podem tomar 1 colher de chá do xarope de beterraba até 3 vezes ao dia.

8. Xarope de gengibre com canela

O xarope de gengibre e canela possui efeito secante nas mucosas e é um expectorante natural, que ajuda a combater a tosse com catarro causada por gripes ou resfriados.

Por não conter mel, esse xarope pode ser usado por pessoas alérgicas ao mel, própolis ou pólen, mas deve ser usado com cautela por pessoas que sofrem de diabetes.

Ingredientes
- 1 pau de canela ou 1 colher de chá de canela em pó;
- 1 xícara da raiz de gengibre sem casca fatiado;
- 85 g de açúcar mascavo, demerara ou de coco;
- 100 mL de água.

Modo de preparo

Ferver a água com o açúcar, mexendo até dissolver completamente o açúcar. Desligar o fogo, adicionar o gengibre e a canela, e mexer. Guardar o xarope em um frasco de vidro limpo e seco. Tomar 1 colher de chá do xarope de gengibre, até 3 vezes ao dia.

Esse xarope não deve ser usado por pessoas que usem remédios anticoagulantes ou que tenham problemas de coagulação ou, pois pode aumentar o risco de sangramentos e hematomas.

Além disso, o uso deste xarope deve ser evitado por grávidas se estiverem próximo ao parto ou em mulheres com histórico de aborto, problemas de coagulação ou que tenham risco de hemorragias.

9.Xarope de guaco e malva

O xarope de guaco e malva tem um efeito calmante sobre os brônquios, reduzindo a produção de catarro, além de tornar as secreções mais líquidas, sendo mais fácil retirar o catarro preso na garganta e pulmões, aliviando a tosse causada por gripes ou resfriados.

Ingredientes
- 1 colher (de chá) de flores ou folhas secas de malva;
- 1 colher (de sopa) de folhas frescas de guaco;
- 1 xícara de água fervente;
- 1 colher (de sopa) de mel.

Modo de preparo
Colocar a malva e o guaco na xícara com água fervente. Tampar por cerca de 10 minutos e adicionar o mel. É recomendado para adultos tomar 1 xícara do xarope, até 3 vezes por dia.

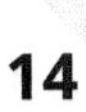

10.Xarope de guaco e malva

O xarope de guaco e malva tem um efeito calmante sobre os brônquios, reduzindo a produção de catarro, além de tornar as secreções mais líquidas, sendo mais fácil retirar o catarro preso na garganta e pulmões, aliviando a tosse causada por gripes ou resfriados.

Ingredientes
- 1 colher (de chá) de flores ou folhas secas de malva;
- 1 colher (de sopa) de folhas frescas de guaco;
- 1 xícara de água fervente;
- 1 colher (de sopa) de mel.

Modo de preparo
Colocar a malva e o guaco na xícara com água fervente. Tampar por cerca de 10 minutos e adicionar o mel. É recomendado para adultos tomar 1 xícara do xarope, até 3 vezes por dia.

As dores de cabeça são uma das queixas mais comuns em todo o mundo. Elas podem variar desde uma dor leve e incômoda até uma dor intensa e incapacitante, e podem afetar pessoas de todas as idades e sexos. Existem várias causas possíveis para as dores de cabeça, e entender essas causas é fundamental para o seu tratamento e prevenção.

Uma das principais causas de dores de cabeça é o estresse. O estresse pode afetar o corpo de várias maneiras, incluindo o aumento da tensão muscular na região do pescoço e da cabeça, o que pode levar a dores de cabeça tensionais. Além disso, o estresse também pode afetar os níveis de serotonina, um neurotransmissor que ajuda a regular a dor, o que pode levar a dores de cabeça.

Outra causa comum de dores de cabeça é a tensão muscular. A tensão muscular pode ser causada por várias razões, incluindo má postura, lesões, atividade física intensa e até mesmo dormir em um colchão desconfortável. Quando a tensão muscular afeta a região do pescoço e da cabeça, pode levar a dores de cabeça tensionais.

As dores de cabeça também podem ser causadas por problemas de saúde subjacentes, como sinusite, enxaqueca, hipertensão arterial, problemas dentários, problemas de visão, e até mesmo tumores cerebrais. Em alguns casos, as dores de cabeça podem ser um sintoma de uma condição mais grave, portanto, é importante consultar um médico para obter um diagnóstico correto.

Outros fatores que podem causar dores de cabeça incluem desidratação, falta de sono, consumo excessivo de álcool, consumo excessivo de cafeína, uso de medicamentos, alterações hormonais, exposição a odores fortes e brilho excessivo de luzes.

Em resumo, as dores de cabeça podem ser causadas por uma variedade de fatores, desde o estresse e a tensão muscular até problemas de saúde subjacentes. Identificar a causa subjacente é fundamental para o tratamento e prevenção das dores de cabeça. Se você sofre com dores de cabeça frequentes e intensas, é importante consultar um médico para um diagnóstico correto e um plano de tratamento adequado.

1. **Chá de camomila:**

Ingredientes:
- 1 colher de sopa de camomila seca
- 1 xícara de água fervente

Modo de preparo:
- Adicione a camomila seca na água fervente
- Deixe em infusão por 5 minutos
- Coe e beba o chá

Como tomar:
- Tome o chá quente até 3 vezes por dia para aliviar a dor de cabeça

2. Chá de hortelã:

Ingredientes:
- 5-7 folhas de hortelã frescas ou secas
- 1 xícara de água fervente

Modo de preparo:
- Adicione as folhas de hortelã na água fervente
- Deixe em infusão por 5 minutos
- Coe e beba o chá

Como tomar:
- Tome o chá quente até 3 vezes por dia para aliviar a dor de cabeça

3. Chá de gengibre:

Ingredientes:
- 1-2 fatias de gengibre fresco
- 1 xícara de água fervente

Modo de preparo:
- Adicione as fatias de gengibre na água fervente
- Deixe em infusão por 5 minutos
- Coe e beba o chá

Como tomar:
- Tome o chá quente até 3 vezes por dia para aliviar a dor de cabeça

4. Chá de sálvia:

Ingredientes:
- 1 colher de sopa de sálvia seca
- 1 xícara de água fervente

Modo de preparo:
- Adicione a sálvia seca na água fervente
- Deixe em infusão por 5 minutos
- Coe e beba o chá

Como tomar:
- Tome o chá quente até 3 vezes por dia para aliviar a dor de cabeça

5. Chá de alecrim:
Ingredientes:
- 1 colher de sopa de alecrim seco
- 1 xícara de água fervente

Modo de preparo:
- Adicione o alecrim seco na água fervente
- Deixe em infusão por 5 minutos
- Coe e beba o chá

Como tomar:
- Tome o chá quente até 3 vezes por dia para aliviar a dor de cabeça

6. Compressa de camomila:

Ingredientes:
- 2-3 colheres de sopa de camomila seca
- 1 litro de água

Modo de preparo:
- Adicione a camomila na água e deixe ferver por alguns minutos
- Desligue o fogo e deixe a mistura esfriar um pouco
- Mergulhe um pano na mistura e aplique na testa

Como usar:
- Aplique a compressa quente na testa por 15 minutos, repetindo o processo até que a dor de cabeça diminua

7.Inalação de óleo de eucalipto:
Ingredientes:
- 5-10 gotas de óleo essencial de eucalipto
- 1 tigela de água

Modo de preparo:
- Adicione as gotas de óleo essencial de eucalipto na tigela de água quente
- Cubra a cabeça com uma toalha e incline o rosto sobre a tigela
- Respire o vapor profundamente

Como usar:
- Faça a inalação por cerca de 10 minutos, até que a dor de cabeça diminua

8.Massagem com óleo de lavanda:

Ingredientes:
- 2-3 gotas de óleo essencial de lavanda
- 1 colher de sopa de óleo de amêndoa ou coco

Modo de preparo:
- Misture o óleo essencial de lavanda com o óleo de amêndoa ou coco
- Aplique a mistura na testa e na têmpora
- Faça uma massagem circular suave por 5-10 minutos

Como usar:
- Faça a massagem com óleo de lavanda sempre que sentir dor de cabeça

9.Suco de gengibre:

Ingredientes:

- 1 pedaço de gengibre fresco
- 1 cenoura
- 1 maçã
- 1 limão

Modo de preparo:

- Passe o gengibre, a cenoura, a maçã e o limão pela centrífuga ou bata no liquidificador com um pouco de água
- Coe o suco

Como usar:

- Tome o suco uma vez por dia para aliviar a dor de cabeça

10.Chá de valeriana:

Ingredientes:

- 1 colher de sopa de raiz de valeriana seca
- 1 xícara de água fervente

Modo de preparo:

- Adicione a raiz de valeriana seca na água fervente
- Deixe em infusão por 5-10 minutos
- Coe e beba o chá

Como usar:

- Tome o chá antes de dormir para aliviar a dor de cabeça e ajudar a relaxar.

AO PERSISTIREM OS SINTOMAS O MÉDICO DEVERÁ SER CONSULTADO

A sinusite é uma condição inflamatória que afeta os seios paranasais, que são cavidades ósseas revestidas por membranas mucosas e situadas ao redor do nariz, bochechas, testa e olhos. A sinusite pode ser aguda ou crônica e é caracterizada por sintomas como dor de cabeça, congestão nasal, secreção nasal, pressão facial e dor nos seios da face.

Causas: A sinusite pode ser causada por uma infecção viral, bacteriana ou fúngica, além de alergias, irritantes nasais, desvio de septo nasal, pólipos nasais, entre outros fatores.

Sintomas: Os sintomas mais comuns da sinusite incluem:
- Dor de cabeça
- Congestão nasal
- Secreção nasal
- Pressão facial
- Dor nos seios da face
- Febre
- Tosse
- Fadiga
- Redução do olfato e do paladar

Tratamento: O tratamento da sinusite varia de acordo com a causa e a gravidade da condição. Os médicos geralmente prescrevem medicamentos para aliviar os sintomas, como descongestionantes, analgésicos, antibióticos e corticosteroides nasais. Além disso, há várias opções de remédios naturais e caseiros que podem ajudar a aliviar os sintomas da sinusite.

Prevenção:

Para prevenir a sinusite, é importante manter as vias respiratórias limpas e umidificadas, evitar irritantes nasais, como fumaça de cigarro e poluição, e tratar alergias e infecções respiratórias o mais cedo possível. Além disso, é importante ter uma alimentação saudável e praticar exercícios físicos regularmente para fortalecer o sistema imunológico.

Em casos de sinusite crônica, pode ser necessário um tratamento mais prolongado e com acompanhamento médico, que pode incluir cirurgia em casos graves.

É sempre recomendável consultar um profissional de saúde antes de experimentar qualquer tratamento alternativo.

Em resumo, a sinusite é uma condição comum que afeta muitas pessoas, mas pode ser tratada com uma combinação de remédios prescritos e remédios naturais e caseiros. Ao seguir um estilo de vida saudável e prevenir irritantes nasais, você pode reduzir o risco de desenvolver sinusite ou ajudar a prevenir recorrências da condição.

Se você tiver sintomas persistentes de sinusite, é importante consultar um médico para obter um diagnóstico e tratamento adequados.

1. Inalação de vapor:

Ingredientes:

- água, óleo essencial de eucalipto ou hortelã-pimenta.

Modo de fazer:

- aqueça água em uma panela até começar a vaporizar, desligue o fogo e adicione 3-5 gotas de óleo essencial de eucalipto ou hortelã-pimenta. Cubra sua cabeça com uma toalha grande e inale o vapor por cerca de 10 minutos.

Como tomar:

- faça essa inalação algumas vezes ao dia, conforme necessário para aliviar os sintomas de sinusite.

2. **Compressa quente:**

Ingredientes:
- água quente, toalha limpa.

Modo de fazer:
- molhe uma toalha limpa em água quente, torça para retirar o excesso de água e aplique a toalha quente sobre a área dos seios da face.

Como tomar:
- repita esse processo várias vezes ao dia para aliviar a pressão e a dor da sinusite.

3. **Solução salina:**

Ingredientes:
- água morna, sal marinho.

Modo de fazer:
- misture 1/4 de colher de chá de sal marinho em 1 xícara de água morna até dissolver completamente.

Como tomar:
- use um conta-gotas para aplicar algumas gotas da solução salina em cada narina várias vezes ao dia para aliviar a congestão.

4. **Chá de gengibre:**

Ingredientes:
- água, gengibre fresco, mel ou limão.

Modo de fazer:
- descasque e corte um pedaço de gengibre fresco em fatias finas. Adicione o gengibre em uma panela com água e ferva por cerca de 10 minutos. Deixe descansar por alguns minutos, coe e adicione mel ou limão a gosto.

Como tomar:
- beba o chá quente para aliviar a congestão e a dor da sinusite.

5. **Chá de camomila:**

Ingredientes:
- água quente, flores secas de camomila.

Modo de fazer:
- coloque 1 colher de chá de flores secas de camomila em uma xícara de água quente. Deixe descansar por alguns minutos, coe.

Como tomar:
- beba o chá quente para aliviar a dor e inflamação da sinusite.

6. Óleo essencial de lavanda:

Ingredientes:
- óleo essencial de lavanda.

Modo de fazer:
- coloque algumas gotas de óleo essencial de lavanda em um difusor de aromaterapia.

Como tomar:
- inale o aroma do óleo essencial de lavanda para aliviar a congestão e a dor da sinusite.

7. Suco de limão e mel

Ingredientes:
* mel, água quente, suco de limão.

Modo de fazer:
* misture 1 colher de sopa de mel em um copo de água quente e adicione o suco de meio limão.

Como tomar:
* beba a mistura lentamente para ajudar a limpar as vias respiratórias e aliviar a sinusite.

8. **Compressa fria**

Ingredientes:
- água gelada, toalha limpa.

Modo de fazer:
- molhe uma toalha limpa em água gelada, torça para retirar o excesso de água e aplique a toalha fria sobre a área dos seios da face.

Como tomar:
- repita esse processo várias vezes ao dia para aliviar a inflamação e a dor da sinusite.

9. **Chá de hortelã-pimenta:**

Ingredientes:
- água quente, folhas secas de hortelã-pimenta.

Modo de fazer:
- coloque 1 colher de chá de folhas secas de hortelã-pimenta em uma xícara de água quente. Deixe descansar por alguns minutos, coe.

Como tomar:
- beba o chá quente para aliviar a congestão e a dor da sinusite.

10. **Suco de vegetais:**

Ingredientes:
- cenoura, aipo, gengibre, maçã, limão.

Modo de fazer:
- passe uma cenoura, um talo de aipo, um pedaço pequeno de gengibre, uma maçã e meio limão por um liquidificador ou juicer.

Como tomar:
- beba o suco diariamente para fortalecer o sistema imunológico e prevenir a sinusite.

Lembre-se de que é importante consultar um profissional de saúde antes de tentar tratar qualquer condição de saúde em casa, e que essas receitas são apenas complementares ao tratamento médico adequado.

Hipertensão: Entenda a Pressão Alta e Como Tratar

A hipertensão, também conhecida como pressão alta, é uma condição médica em que a pressão arterial se mantém elevada por um período prolongado. Embora possa não apresentar sintomas imediatamente, a hipertensão pode levar a complicações graves, como ataques cardíacos, acidentes vasculares cerebrais (AVC), doença renal crônica e até mesmo a morte.

A pressão arterial é a força com que o sangue é bombeado pelo coração e circula pelas artérias do corpo. Quando a pressão arterial é medida, são obtidos dois números: a pressão arterial sistólica (o número superior) e a pressão arterial diastólica (o número inferior). A pressão arterial normal é considerada inferior a 120/80 mmHg. Valores de pressão arterial iguais ou superiores a 140/90 mmHg são considerados hipertensão.

A hipertensão pode ser causada por diversos fatores, como histórico familiar, idade, obesidade, sedentarismo, consumo excessivo de álcool, tabagismo e estresse crônico. Além disso, a hipertensão pode ser uma complicação de outras condições médicas, como diabetes e doença renal crônica.

Tratamento da Hipertensão O tratamento da hipertensão pode envolver mudanças no estilo de vida o uso de receitas naturais. É importante consultar um médico para avaliar o melhor tratamento para o seu caso específico.

Lembre-se de que, mesmo que não apresente sintomas, a hipertensão pode ser detectada em um exame de rotina. Portanto, é importante fazer check-ups regulares com o médico e monitorar a pressão arterial. Com o tratamento adequado, é possível controlar a hipertensão e ter uma vida saudável e plena.

1. **Suco de pepino**

Ingredientes:

- 2 pepinos médio
- 1 copo com água

Como fazer:

- Bata os pepinos com semente e água no liquidificador, coa e coloca na geladeira

Modo de tomar:

- Tomar 3x ao dia

2. **Suco de chuchu**

Ingredientes:

- 1 chuchu médio
- 1 copo com água

Como fazer:

- Bata o chuchu com casca e água no liquidificador coa e coloca na geladeira

Modo de tomar:

- Tomar 3x ao dia

3. Chá de folhas de oliveira

Ingredientes:

- 1 colher de sopa de folhas de oliveira
- 1 xícara de água

Como fazer:

- Ferva a água;
- Adicione as folhas de oliveira na água fervida
- Deixe descansar por 5 minutos.

Modo de tomar:

- Tomar 1 xícara de chá de folhas de oliveira por dia.

4. **Chá de graviola:**

Ingredientes:

- 1 colher de sopa de folhas de graviola
- 1 xícara de água

Como fazer:

- Ferva a água;
- Adicione as folhas de graviola na água fervida;
- Deixe descansar por 5 minutos.

Modo de tomar:

- Tomar 1 xícara de chá de graviola por dia.

5. **Chá de camomila:**

Ingredientes:
- 1 colher de sopa de flores de camomila
- 1 xícara de água

Como fazer:
- Ferva a água;
- Adicione as flores de camomila na água fervida;
- Deixe descansar por 5 minutos.

Modo de tomar:
- Tomar 1 xícara de chá de camomila por dia.

6. Suco de beterraba

Ingredientes:

- 1 beterraba
- 1/2 limão
- 1/2 copo de água

Como fazer:

- Descasque a beterraba e corte em cubos;
- Esprema o suco de meio limão;
- Coloque a beterraba e o suco de limão no liquidificador;
- Adicione água e bata até obter uma mistura homogênea.

Modo de tomar:

- Tomar o suco de beterraba uma vez ao dia.

6. **Suco de beterraba**

7. Suco de beterraba, cenoura e maçã

Ingredientes:

- 1 beterraba média
- 2 cenouras médias
- 2 maçãs
- 1 copo de água

Modo de fazer:

- Lave bem os ingredientes.
- Descasque a beterraba, as cenouras e as maçãs.
- Corte-os em pedaços pequenos e coloque no liquidificador.
- Adicione um copo de água e bata bem até ficar homogêneo.

Modo de tomar:

- Tome o suco em jejum, pela manhã, todos os dias.

8. Suco de laranja, cenoura e couve

Ingredientes:

- 2 laranjas
- 2 cenouras médias
- 3 folhas de couve
- 1 copo de água

Modo de fazer:

- Lave bem os ingredientes.
- Descasque as laranjas e as cenouras.
- Corte-as em pedaços pequenos e coloque no liquidificador.
- Adicione as folhas de couve e um copo de água.
- Bata bem até ficar homogêneo.

Modo de tomar:

- Tome o suco em jejum, pela manhã, todos os dias.

9. Suco de romã

Ingredientes
- 1 romã;
- 1 xícara de água.

Modo de fazer:
- Cortar a romã, tirar suas sementes e bater tudo no liquidificador juntamente com a água até que todas as sementes se partam, coar e beber em seguida, sem adoçar, de preferência.

Modo de tomar:
- 1 copo diariamente

10. Chá de alpiste

Ingredientes

- 1 colher de sopa de sementes de alpiste;
- 1 pau de canela;
- 500 ml de água.

Modo de fazer:

- Colocar os ingredientes em uma panela e deixar ferver durante 5 minutos.
- Tapar a panela e deixar repousar por cerca de 10 minutos aproximadamente.
- Em seguida, coar e beber

Modo de tomar:

- 2 a 3 xícaras do chá por dia.

Hipertensão: Entenda a Pressão Alta e Como Tratar

A hipertensão, também conhecida como pressão alta, é uma condição médica em que a pressão arterial se mantém elevada por um período prolongado. Embora possa não apresentar sintomas imediatamente, a hipertensão pode levar a complicações graves, como ataques cardíacos, acidentes vasculares cerebrais (AVC), doença renal crônica e até mesmo a morte.

A pressão arterial é a força com que o sangue é bombeado pelo coração e circula pelas artérias do corpo. Quando a pressão arterial é medida, são obtidos dois números: a pressão arterial sistólica (o número superior) e a pressão arterial diastólica (o número inferior). A pressão arterial normal é considerada inferior a 120/80 mmHg. Valores de pressão arterial iguais ou superiores a 140/90 mmHg são considerados hipertensão.

A hipertensão pode ser causada por diversos fatores, como histórico familiar, idade, obesidade, sedentarismo, consumo excessivo de álcool, tabagismo e estresse crônico. Além disso, a hipertensão pode ser uma complicação de outras condições médicas, como diabetes e doença renal crônica.

Tratamento da Hipertensão O tratamento da hipertensão pode envolver mudanças no estilo de vida o uso de receitas naturais. É importante consultar um médico para avaliar o melhor tratamento para o seu caso específico.

Lembre-se de que, mesmo que não apresente sintomas, a hipertensão pode ser detectada em um exame de rotina. Portanto, é importante fazer check-ups regulares com o médico e monitorar a pressão arterial. Com o tratamento adequado, é possível controlar a hipertensão e ter uma vida saudável e plena.

Dores Musculares

1. **Pomada de Arnica:**

Ingredientes:
- 100g de óleo de coco
- 20g de cera de abelha
- 10g de tintura de arnica

Como fazer:
- Derreta a cera de abelha e o óleo de coco em banho-maria.
- Adicione a tintura de arnica e misture bem.
- Coloque a mistura em um pote e deixe esfriar.

Como usar:
- Aplique a pomada na área afetada e massageie suavemente até ser absorvida pela pele.

2. **Pomada de gengibre e alecrim**
Ingredientes:
- 100g de óleo de amêndoas
- 20g de cera de abelha
- 2 colheres de sopa de pó de gengibre
- 2 colheres de sopa de folhas secas de alecrim

Como fazer:
- Misture o pó de gengibre e as folhas de alecrim no óleo de amêndoas.
- Aqueça a mistura em banho-maria e deixe em infusão por 30 minutos.
- Coe a mistura e adicione a cera de abelha, mexendo bem até que derreta.
- Despeje a pomada em um recipiente e deixe esfriar.

Como usar:
- Aplique a pomada na área dolorida e massageie suavemente.

3. **Pomada de eucalipto**

Ingredientes:

- 100g de óleo de coco
- 20g de cera de abelha
- 2 colheres de sopa de folhas secas de eucalipto

Como fazer:

- Misture as folhas de eucalipto com o óleo de coco em um recipiente de vidro.
- Deixe a mistura em infusão por uma semana.
- Coe a mistura e adicione a cera de abelha, aquecendo em banho-maria até que derreta.
- Despeje a pomada em um recipiente e deixe esfriar.

Como usar:

- Aplique a pomada na área dolorida e massageie suavemente.

4. Pomada de arnica

Ingredientes:

- 1/2 xícara de óleo de amêndoa
- 1/4 de xícara de flores secas de arnica
- 1/4 de xícara de cera de abelha
- 10 gotas de óleo essencial de lavanda

Modo de fazer:

1. Em uma panela, aqueça o óleo de amêndoa com as flores secas de arnica em fogo baixo por cerca de 2 horas.
2. Coe a mistura em um recipiente limpo.
3. Volte a mistura para a panela e adicione a cera de abelha.
4. Mexa até que a cera de abelha derreta completamente.
5. Adicione as gotas de óleo essencial de lavanda e mexa bem.
6. Despeje a mistura em um recipiente e deixe esfriar completamente.

Como aplicar:

- Aplique a pomada nas áreas doloridas e massageie suavemente. Repita o processo duas a três vezes ao dia.

5. Pomada de melaleuca

Ingredientes:

- Meia xícara de óleo de coco não refinado ou óleo de jojoba
- Duas colheres de chá de cera de abelha
- De dez a vinte gotas de óleos essenciais – aqui depende do quão forte você quer que fique a sua pomada. Os óleos de menta, eucalipto e <u>melaleuca</u> são os mais recomendados para tratar de **músculos**
- Um recipiente para armazenar (você pode <u>reutilizar potes de vidro</u> para esse propósito).

Modo de fazer:

- Numa panela, esquente o **óleo de coco** e a cera de abelha. É recomendado usar a técnica do banho-maria. Misture bem – e não pare de mexer! – até que tudo esteja bem derretido e uniforme. Adicione as gotas dos óleos essenciais – para dores mais fortes, recomendamos que aumente as quantidades do óleo de menta. Continue mexendo até misturar tudo e, ainda quente, despeje o conteúdo dentro do pote. Deixe o creme esfriar (pode até colocá-lo na geladeira). O creme endurecerá, mas ficará líquido em contato com a pele.

Modo de aplicar:

- Passe um pouco do **remédio** em uma pequena área e espere pelo menos 20 minutos para testar uma eventual alergia.

6. Chá de alecrim

Ingredientes:

- 1 colher de sopa de folhas de alecrim fresco
- 1 xícara de água

Modo de fazer:

- Ferva a água e adicione as folhas de alecrim.
- Deixe em infusão por cerca de 10 minutos.

Modo de tomar:

- Beba o chá quente, 2 a 3 vezes ao dia.

7.Chá de canela e cravo

Ingredientes:

- 1 pau de canela;
- 5 cravos-da-índia;
- 500 ml de água.

Modo de fazer:

- Coloque a água em uma panela e deixe ferver;
- Adicione o pau de canela e os cravos e deixe ferver por mais 5 minutos;
- Desligue o fogo, tampe a panela e deixe descansar por 10 minutos.

Modo de tomar:

- Beba uma xícara de chá duas vezes ao dia, de preferência depois das refeições.

8. Chá de alfafa

Ingredientes:

- 1 colher de sopa de folhas secas de alfafa;
- 500 ml de água.

Modo de fazer:

- Coloque a água em uma panela e deixe ferver;
- Adicione as folhas de alfafa e deixe ferver por mais 5 minutos;
- Desligue o fogo, tampe a panela e deixe descansar por 10 minutos.

Modo de tomar:

- Beba uma xícara de chá três vezes ao dia, antes das refeições.

9. Chá de sálvia

Ingredientes:

- 1 colher de sopa de folhas secas de sálvia;
- 500 ml de água.

Modo de fazer:

- Coloque a água em uma panela e deixe ferver;
- Adicione as folhas de sálvia e deixe ferver por mais 5 minutos;
- Desligue o fogo, tampe a panela e deixe descansar por 10 minutos.

Modo de tomar:

- Beba uma xícara de chá três vezes ao dia, antes das refeições.

10. Chá de carqueja

O chá de carqueja é ótimo para reduzir a dor muscular porque ele tem propriedades anti-inflamatórias, anti-reumáticas e tônicas que diminuem a contração do músculo e evitam o inchaço.

Ingredientes:
- 20 g de folhas de carqueja;
- 1 litro de água.

Modo de fazer:
- Coloque os ingredientes em uma panela e deixar ferver por cerca de 5 minutos.
- Depois deixar esfriar e coar.

Modo de tomar:
- Beber 4 xícaras por dia.

É importante lembrar que, em casos de dores musculares persistentes ou intensas, é importante buscar orientação médica para um diagnóstico e tratamento adequados. Além disso, é sempre importante utilizar ervas medicinais com cuidado e moderação, respeitando as doses recomendadas e possíveis contra-indicações.

O colesterol é uma substância cerosa e gordurosa encontrada em todo o corpo. O colesterol é necessário para a produção de hormônios, vitamina D e outras substâncias que ajudam o corpo a funcionar corretamente. No entanto, ter níveis elevados de colesterol no sangue pode aumentar o risco de doenças cardíacas e acidentes vasculares cerebrais (AVCs).

Existem dois tipos principais de colesterol: o colesterol de lipoproteína de alta densidade (HDL), também conhecido como "colesterol bom", e o colesterol de lipoproteína de baixa densidade (LDL), ou "colesterol ruim". O HDL ajuda a remover o excesso de colesterol do sangue e a proteger contra doenças cardíacas, enquanto o LDL pode causar acúmulo de placas nas artérias, aumentando o risco de doenças cardíacas.

O colesterol alto pode ser causado por uma variedade de fatores, incluindo dieta inadequada, falta de atividade física, tabagismo e fatores genéticos. Além disso, alguns medicamentos e condições médicas, como diabetes, hipotireoidismo e doenças hepáticas, podem causar níveis elevados de colesterol.

Sintomas do colesterol alto
O colesterol alto não causa sintomas imediatos, mas ao longo do tempo, pode causar acúmulo de placas nas artérias, aumentando o risco de doenças cardíacas e AVCs. Por isso, é importante realizar exames regulares para verificar os níveis de colesterol.

Tratamento do colesterol alto
O tratamento para colesterol alto geralmente inclui mudanças na dieta e no estilo de vida, bem como medicamentos, se necessário. As mudanças na dieta podem incluir a redução da ingestão de gorduras saturadas e colesterol, bem como o aumento da ingestão de fibras e alimentos ricos em ômega-3, como peixes. A prática regular de atividade física também pode ajudar a reduzir os níveis de colesterol.
Além disso, existem vários remédios naturais que podem ajudar a controlar o colesterol,

1. Suco de maçã com aveia

Ingredientes:
- 2 maçãs, 1 colher de sopa de aveia em flocos, água.

Modo de fazer:
- Lave bem as maçãs e corte em pedaços, retirando as sementes.
- Coloque as maçãs e a aveia em um liquidificador e adicione água até cobrir os ingredientes.
- Bata bem até ficar homogêneo.

Modo de tomar:
- Tome em jejum, logo pela manhã, 30 minutos antes do café da manhã.

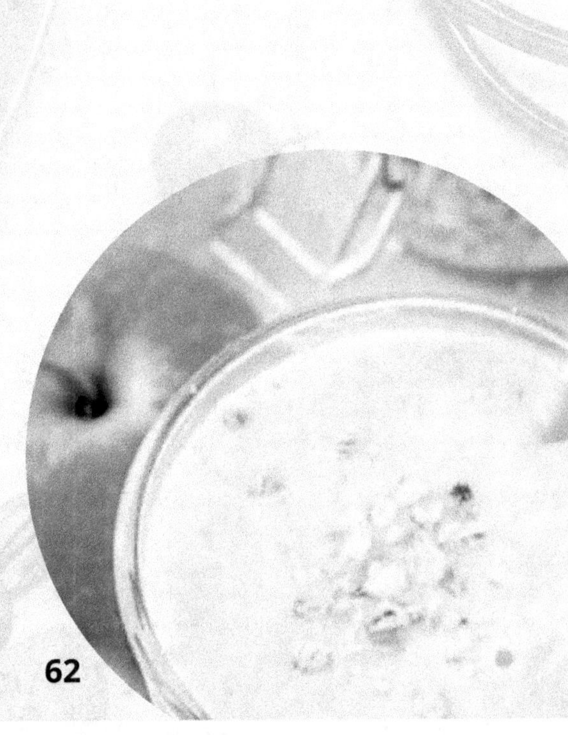

2.Suco de laranja com cenoura e gengibre
Ingredientes:
- 2 laranjas, 1 cenoura, 1 pedaço pequeno de gengibre, água.

Modo de fazer:
- Descasque a laranja e retire as sementes.
- Descasque e corte a cenoura em pedaços pequenos.
- Descasque o gengibre e corte em pedaços. Coloque tudo no liquidificador e adicione água até cobrir os ingredientes. Bata bem até ficar homogêneo.

Modo de tomar:
- Tome em jejum, logo pela manhã, 30 minutos antes do café da manhã.

3. Suco de beterraba com limão e gengibre

Ingredientes:

- 1 beterraba, 1 limão, 1 pedaço pequeno de gengibre, água.

Modo de fazer:

- Descasque a beterraba e corte em pedaços pequenos.
- Esprema o suco do limão e corte o gengibre em pedaços.
- Coloque tudo no liquidificador e adicione água até cobrir os ingredientes. Bata bem até ficar homogêneo.

Modo de tomar: Tome em jejum, logo pela manhã, 30 minutos antes do café da manhã.

4. Suco de abacaxi com couve

Ingredientes:

- 2 fatias de abacaxi, 2 folhas de couve, água.

Modo de fazer:

- Descasque as fatias de abacaxi e corte em pedaços. Lave bem as folhas de couve e retire os talos.
- Coloque tudo no liquidificador e adicione água até cobrir os ingredientes. Bata bem até ficar homogêneo.

Modo de tomar:

- Tome em jejum, logo pela manhã, 30 minutos antes do café da manhã.

5. Suco de kiwi com laranja:

Ingredientes:

- 2 kiwis, 1 laranja, água.

Modo de fazer:

- Descasque os kiwis e a laranja e corte em pedaços. Coloque tudo no liquidificador e adicione água até cobrir os ingredientes.
- Bata bem até ficar homogêneo.

Modo de tomar:

- Tome em jejum, logo pela manhã, 30 minutos antes do café da manhã.

6. Suco de laranja, gengibre e couve

Ingredientes:

- 2 laranjas descascadas
- 1 folha de couve
- 1 pedaço pequeno de gengibre

Modo de fazer:

- Bata todos os ingredientes no liquidificador com um pouco de água até obter uma mistura homogênea.

Modo de tomar:

- Tome uma vez ao dia, de preferência em jejum.

7. Suco de maçã, cenoura e aipo

Ingredientes:

- 1 maçã
- 1 cenoura
- 1 talo de aipo

Modo de fazer:

- Passe todos os ingredientes pela centrífuga ou liquidificador e misture com um pouco de água.

Modo de tomar:

- Tome uma vez ao dia, preferencialmente pela manhã.

8.Suco de beterraba, cenoura e laranja
Ingredientes:

- 1 beterraba pequena
- 2 cenouras
- Suco de 1 laranja

Modo de fazer:

- Bata todos os ingredientes no liquidificador com um pouco de água até obter uma mistura homogênea.

Modo de tomar:

- Tome uma vez ao dia, preferencialmente pela manhã.

9. Suco de abacaxi, hortelã e linhaça

Ingredientes:

- 2 rodelas de abacaxi
- Folhas de hortelã a gosto
- 1 colher de sopa de linhaça

Modo de fazer:

- Bata todos os ingredientes no liquidificador com um pouco de água até obter uma mistura homogênea.

Modo de tomar:

- Tome uma vez ao dia, preferencialmente após as refeições.

10. Suco de uva, gengibre e canela
Ingredientes:
- 1 xícara de uvas
- 1 pedaço pequeno de gengibre
- 1 colher de chá de canela

Modo de fazer:
- Bata todos os ingredientes no liquidificador com um pouco de água até obter uma mistura homogênea.

Modo de tomar:
- Tome uma vez ao dia, preferencialmente em jejum.

Diabete, também conhecido como diabete mellitus, é uma doença crônica que afeta a forma como o corpo processa o açúcar no sangue. O açúcar no sangue é a principal fonte de energia do corpo, e é controlado pelo hormônio insulina, produzido pelo pâncreas. Na diabetes, o corpo não produz insulina suficiente ou não consegue usá-la adequadamente, resultando em níveis elevados de açúcar no sangue, conhecido como hiperglicemia.

Existem dois tipos principais de diabete: tipo 1 e tipo 2. A diabete tipo 1 é uma condição autoimune que ocorre quando o sistema imunológico ataca e destrói as células produtoras de insulina do pâncreas. A diabete tipo 2, que é a forma mais comum da doença, ocorre quando o corpo não consegue usar a insulina adequadamente ou não produz insulina suficiente.

Os sintomas da diabete incluem aumento da sede, micção frequente, fadiga, visão turva, perda de peso inexplicável e cicatrização lenta de feridas. Se não tratada adequadamente, a diabetes pode levar a complicações graves, incluindo doenças cardíacas, danos nos nervos, problemas renais e problemas de visão.

O tratamento da diabete envolve uma combinação de mudanças no estilo de vida, como dieta saudável e exercícios regulares, e medicamentos, como insulina ou medicamentos orais para controlar os níveis de açúcar no sangue. O monitoramento regular dos níveis de açúcar no sangue também é importante para garantir que a diabetes esteja sob controle.

Além do tratamento médico adequado, há várias mudanças no estilo de vida e remédios naturais que podem ajudar a controlar os níveis de açúcar no sangue em pessoas com diabetes. É importante consultar um profissional de saúde antes de usar qualquer remédio natural para garantir que ele seja seguro e eficaz para o seu caso específico.

Diabete

1. **Chá de canela:**

A canela contém compostos que podem ajudar a melhorar a sensibilidade à insulina e diminuir os níveis de açúcar no sangue.

- Para fazer o chá, coloque 1 colher de chá de canela em pó em uma xícara de água quente e deixe em infusão por 10 minutos.
- Beba 1 a 2 vezes por dia.

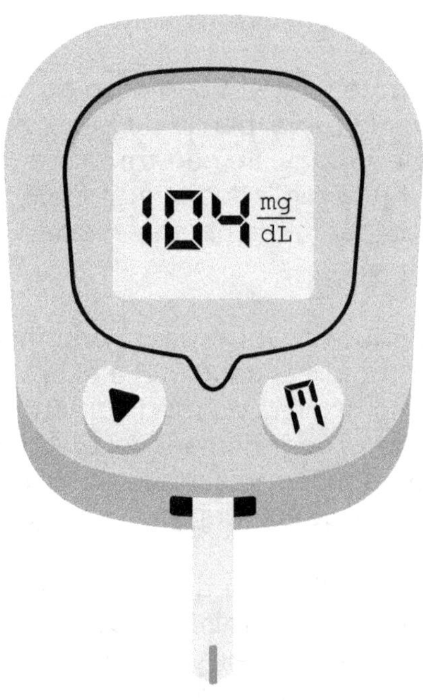

2. Suco de limão e melancia:

A melancia é uma fruta com baixo teor de açúcar e alto teor de água, o que a torna uma excelente opção para quem tem diabetes.

- Adicione um pouco de suco de limão para melhorar o sabor e obter benefícios adicionais para a saúde.
- Bata 2 xícaras de melancia no liquidificador com o suco de meio limão e beba imediatamente.

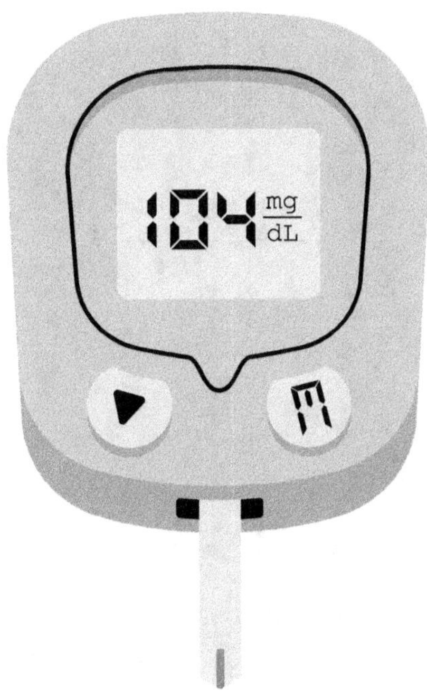

3. Chá de folha de amora:

A folha de amora contém compostos que podem ajudar a diminuir os níveis de açúcar no sangue.

- Para fazer o chá, adicione 1 colher de sopa de folhas de amora secas em uma xícara de água quente e deixe em infusão por 10 minutos.
- Beba 1 a 2 vezes por dia.

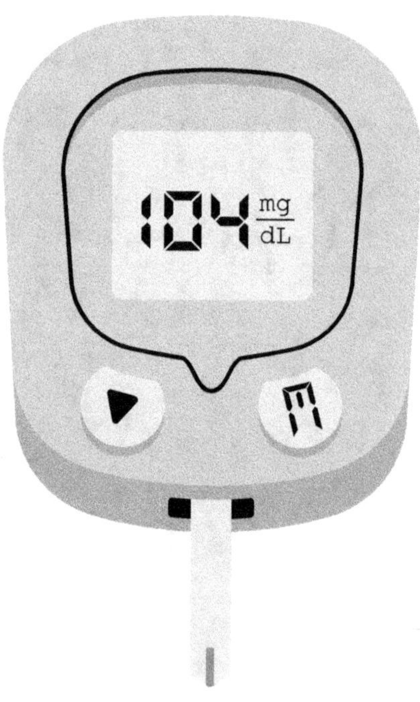

4. Chá de gengibre:

O gengibre contém compostos que podem ajudar a melhorar a sensibilidade à insulina e diminuir os níveis de açúcar no sangue.

- Para fazer o chá, corte um pedaço de gengibre fresco em fatias finas e adicione a uma xícara de água quente.
- Deixe em infusão por 10 minutos e beba 1 a 2 vezes por dia.

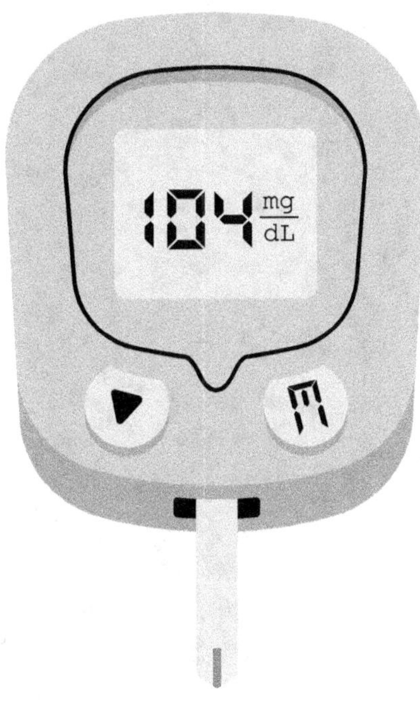

5. **Suco de abóbora:**

A abóbora contém compostos que podem ajudar a melhorar a sensibilidade à insulina e diminuir os níveis de açúcar no sangue

- . Bata 1 xícara de abóbora crua no liquidificador com um pouco de água e beba imediatamente.

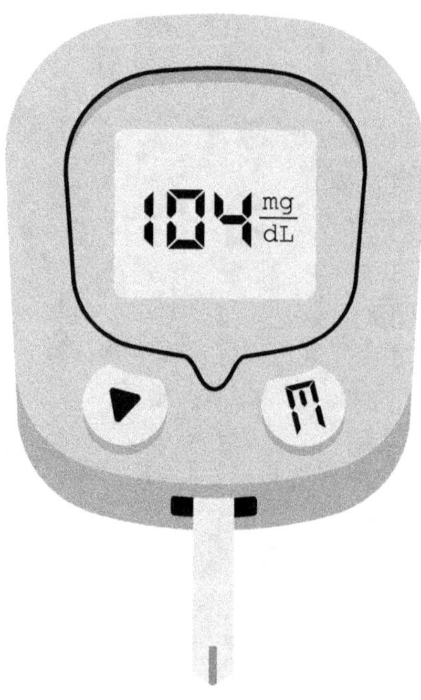

6.Chá de folha de louro:

A folha de louro contém compostos que podem ajudar a melhorar a sensibilidade à insulina e diminuir os níveis de açúcar no sangue.

- Para fazer o chá, adicione 2 a 3 folhas de louro em uma xícara de água quente e deixe em infusão por 10 minutos.
- Beba 1 a 2 vezes por dia.

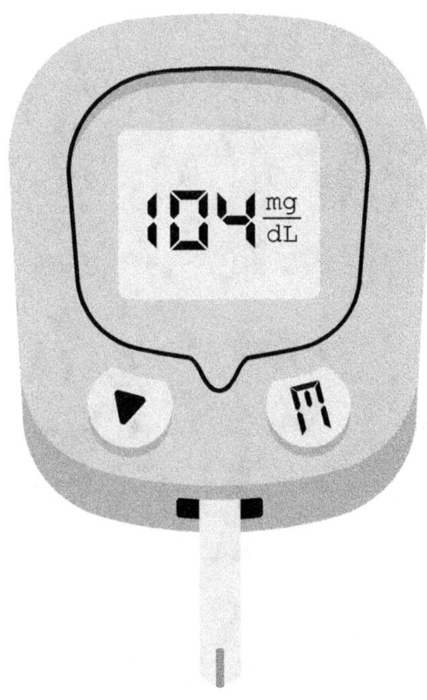

7. Chá de hibisco:

O hibisco contém compostos que podem ajudar a melhorar a sensibilidade à insulina e diminuir os níveis de açúcar no sangue.

- Para fazer o chá, adicione 1 colher de sopa de flores de hibisco em uma xícara de água quente e deixe em infusão por cerca de 5 a 10 minutos.
- Depois, coe e beba o chá ainda quente. É recomendado tomar até duas xícaras de chá de hibisco por dia.

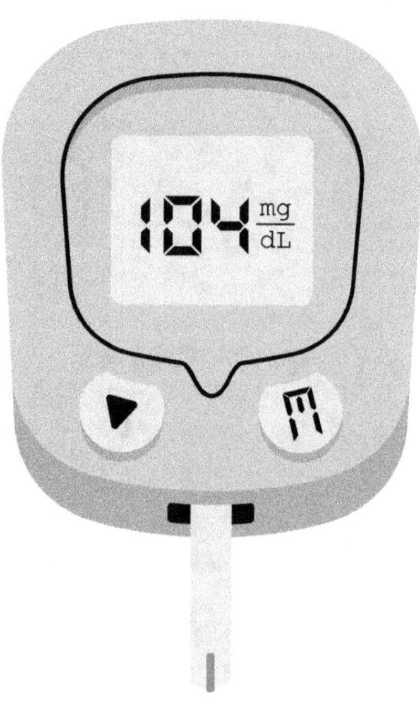

8. Chá de cavalinha:

A cavalinha é uma planta medicinal rica em minerais, como potássio e magnésio, que ajudam a controlar a glicemia e reduzir a inflamação.

- Para preparar o chá, coloque uma colher de sopa de cavalinha em uma xícara de água quente e deixe em infusão por cerca de 10 minutos.
- Coe e beba o chá ainda quente. Tome o chá duas vezes ao dia.

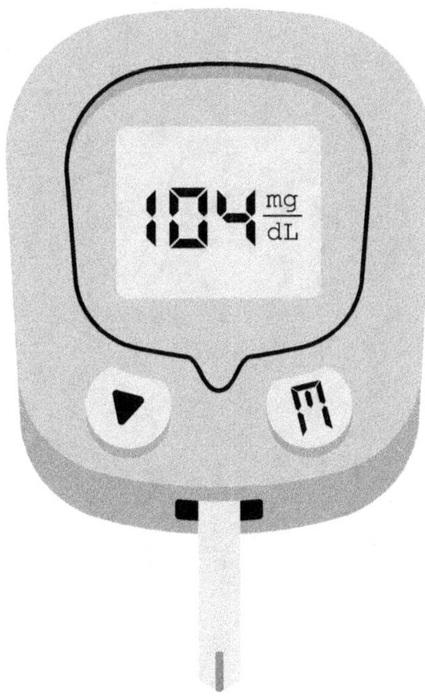

9. Chá de folhas de graviola:

A graviola é uma fruta rica em nutrientes e compostos antioxidantes que ajudam a controlar a glicemia e a reduzir o risco de complicações da diabetes.

- Para preparar o chá, coloque uma colher de sopa de folhas de graviola em uma xícara de água quente e deixe em infusão por cerca de 10 minutos.
- Coe e beba o chá ainda quente. Tome o chá duas vezes ao dia.

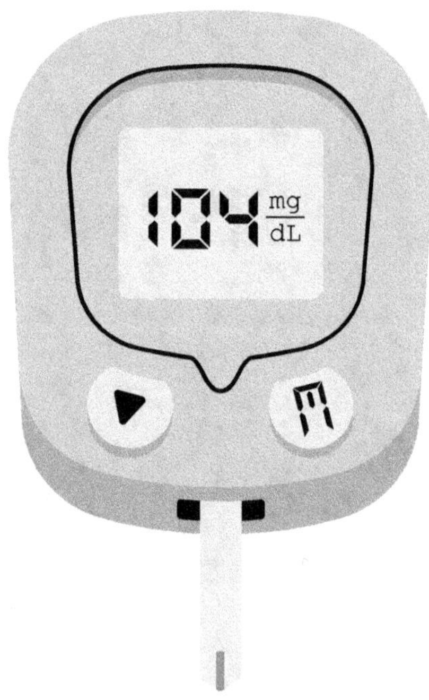

10. Chá de sálvia:

A sálvia é uma planta medicinal com propriedades anti-inflamatórias e antioxidantes que ajudam a reduzir a glicemia e a melhorar a saúde cardiovascular.

- Para preparar o chá, coloque uma colher de sopa de folhas de sálvia em uma xícara de água quente e deixe em infusão por cerca de 5 a 10 minutos.
- Coe e beba o chá ainda quente. Tome o chá duas vezes ao dia.

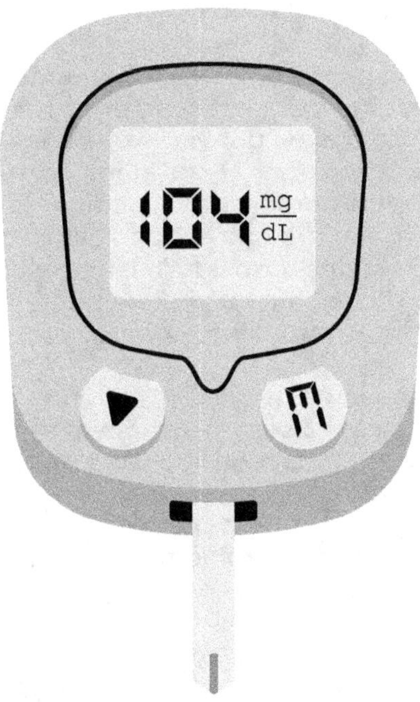

Capítulo 8
Inflamação no útero

A inflamação no útero, também conhecida como endometrite, é uma condição em que o revestimento interno do útero, conhecido como endométrio, se torna inflamado. Essa inflamação pode ocorrer devido a uma infecção, uma lesão ou um trauma no útero. A endometrite é comumente diagnosticada em mulheres que tiveram partos ou abortos recentes, mas também pode ocorrer em mulheres que não tiveram nenhum desses eventos.

Sintomas:

Os sintomas da inflamação no útero podem variar de leves a graves, dependendo da gravidade da inflamação. Os sintomas comuns incluem:

- Dor na região pélvica
- Febre
- Corrimento vaginal anormal
- Sangramento vaginal anormal
- Dor durante as relações sexuais
- Sangramento após as relações sexuais
- Dor durante a micção

Tratamento:

O tratamento para inflamação no útero geralmente envolve o uso de antibióticos para tratar qualquer infecção presente. A medicação pode ser administrada por via oral ou por via intravenosa, dependendo da gravidade da infecção. Em alguns casos, pode ser necessário internação hospitalar para administrar a medicação intravenosa.

Além disso, o médico pode prescrever medicamentos para aliviar a dor e a inflamação. A maioria dos casos de inflamação no útero responde bem ao tratamento e desaparece completamente após algumas semanas de medicação e tratamento com receitas caseiras e naturais.

Prevenção:

Para prevenir a inflamação no útero, é importante manter uma boa higiene íntima e praticar sexo seguro. Usar camisinha durante as relações sexuais pode ajudar a reduzir o risco de infecções que podem levar à inflamação no útero.

Além disso, é importante fazer consultas regulares com o ginecologista para detectar e tratar qualquer problema de saúde reprodutiva antes que se torne uma inflamação no útero.

Conclusão:

A inflamação no útero é uma condição comum que pode ser tratada com sucesso com medicação e cuidados adequados. É importante estar ciente dos sintomas da inflamação no útero e procurar tratamento médico imediatamente se estiver apresentando algum deles. Com cuidados adequados, a inflamação no útero pode ser tratada com sucesso e não precisa interferir na qualidade de vida de uma mulher.

Inflamação no útero

1. Aroeira

As mulheres vão gostar muito dessa dica, pois a aroeira é uma planta especial para preparar chá anti-inflamatório para problemas ginecológicos. Se o assunto é inflamação uterina e de ovários, essa é uma das melhores opções. Além de ser eficaz no tratamento de inflamações em geral, a aroeira também é boa para a tosse e é cicatrizante.

Como fazer chá de aroeira

- Coloque 1 litro de água para ferver. Depois, adicione 100 gramas de folhas de aroeira, tampe o recipiente e deixe repousar de 5 a 10 minutos. Coe e beba.

2. Mastruz

Para quem procura chá anti-inflamatório para articulações, pode ter certeza que está lendo o artigo certo. O mastruz – também conhecido como erva-de-santa-maria – age diretamente em reumatismos. Como uma planta com ação em todos os tipos de inflamações, também é ideal para auxiliar no tratamento de fraturas, úlcera, pancadas e dor no estômago, além de ser cicatrizante.

Como fazer chá de mastruz

- Coloque uma xícara de chá de água para ferver, depois adicione 1 colher de sopa de folhas secas de mastruz. Deixe a infusão repousar por 10 minutos. Coe e beba.

3. Chá de folhas de tanchagem

O chá de folhas de tanchagem representa um remédio caseiro extremamente aconselhado para o tratamento de inflamações do útero, infecções, feridas, e complicações relacionadas com o útero.Não só um remédio caseiro extremamente eficaz no combate a inflamações, este chá para limpar o útero é também, um saudável complemento à sua rotina alimentar diária, que quando tomado regularmente, exercerá um impacto extremamente positivo na manutenção de um bem estar geral do seu organismo.

- Modo de preparo: 20 g de folhas de tanchagem num litro de água fervente. Deverá aguardar cerca de 3 minutos, desligando logo de seguida o fogo.

- Para uma infusão perfeita, deixe as ervas repousarem na água por alguns minutos, até que a mesma escureça ao máximo. Após isso, consuma o chá de tanchagem sempre bem morninho. Para um tratamento eficaz da inflamação e infecção do útero e colo do útero, este chá deverá ser tomado diversas vezes ao dia, durante o período de tempo que a inflamação persistir.

4. Chá de romã

A romã possui propriedades antibacterianas, além de conseguir estimular o sistema imunológico, pois é rica em zinco, magnésio e vitamina C. Por isso, o chá de romã é uma ótima opção para auxiliar no tratamento da inflamação no útero.

Ingredientes

- 10 gramas da casca de romã
- 1 xícara de água fervente

Modo de preparo

- Adicionar as cascas de romã em uma panela com a água. Quando começar a ferver, deixar por mais 5 minutos e desligar. Após esse tempo, tampar a panela deixando o chá repousar por mais 5 minutos. Esperar amornar e beber a seguir de 2 a 3 vezes por dia.
- Além do chá feito com as cascas, é possível fazer o chá com as folhas da romãzeira secas. Para isso, basta colocar 2 colheres de chá das flores em 500 mL de água fervente, deixar repousar por 15 minutos, coar e beber 1 vez por dia.

O chá de romã não deve ser usado mulheres grávidas ou em amamentação ou por pessoas que tenham gastrite ou úlceras no estômago, pois pode causar irritação no estômago.

5.Chá de goiabeira

O chá de goiabeira, feito com as folhas da planta medicinal Psidium guajava, possui propriedades anti-inflamatórias, analgésicas e antiespasmódicas, que ajudam a aliviar a dor, cólicas e inflamação no útero. Além disso, esse chá tem propriedades antibióticas e cicatrizantes que ajudam na recuperação uterina.

Ingredientes

- 1 colher (de chá) de folhas secas de goiabeira;
- 1 xícara de água fervente.

Modo de preparo

- Colocar as folhas de goiabeira picada dentro da xícara e cobrir com a água fervente. Tampar e deixar repousar por 10 minutos. A seguir, coar e tomar este chá de 3 a 4 vezes ao dia.

O chá de goiabeira não deve ser usado por mulheres grávidas ou em amamentação, ou que tenham aparelho digestório muito sensível ou problemas intestinais.

6.Chá de uxi amarelo

O chá de uxi amarelo é muito utilizado pelas mulheres com o objetivo de aliviar os sintomas e ajudar no tratamento de inflamações no útero, miomas e infecções urinárias entre outras.

Ingredientes:

- 1 colher de sopa de casca de uxi amarelo
- 1 litro de água

Modo de preparo:

- Colocar as cascas do uxi amarelo na água e ferver por cerca de 3 a 5 minutos. Em seguida, tampar e deixar repousar por 10 minutos.
- Coar e beber de 2 a 3 xícaras por dia.

Além disso, é muito comum associar o consumo de chá do uxi amarelo com o chá de unha de gato, tomados em horários diferentes.

Exemplo:

- Tomar o chá de uxi amarelo pela manhã
- Tomar o chá de unha de gato pela tarde

Esse chá não deve ser usado por mulheres grávidas, uma vez que pode interferir no processo de formação do feto.

Dica: Esses 2 juntos são aliados da fertilidade. Pode ajudar muito quem está tentando engravidar

7.Chá de unha de gato

A unha de gato possui propriedades analgésicas, antioxidantes, depuradora, diuréticas, imunoestimulantes, antimicrobianas e anti-inflamatórias, que pode trazer diversos benefícios para o corpo.

Ingredientes:

- 20 g de cascas e raízes de unha de gato
- 1 litro de água

Modo de preparo:

- Deve-se ferver os ingredientes por 15 minutos e depois retirar o chá do fogo e deixar repousar no recipiente tampado por 10 minutos, em seguida coar
- Recomenda-se tomar o chá de unha de gato de 8 em 8 horas, entre as refeições.

Esse chá não deve ser usado por mulheres grávidas, uma vez que pode interferir no processo de formação do feto.

8.Banho de assento de bicarbonato

O banho de assento de bicarbonato de sódio ajuda a manter o pH da vagina mais alcalino, o que dificulta a proliferação de microrganismos, facilitando o tratamento.

Ingredientes:

- 1 Colher (de sopa) de bicarbonato de sódio
- 1 litro de água de água fervida

Modo de preparo:

- Misturar os 2 ingredientes numa bacia, deixar amornar e permanecer sentada, em contato com esta água por aproximadamente 15 a 20 minutos.
- Recomenda-se realizar este banho de assento por 2 vezes ao dia, enquanto persistirem os sintomas.

9.Chá de raiz de bardana

A raiz de bardana possui propriedades anti-inflamatórias e purificadoras do sangue, podendo ajudar a aliviar a inflamação no útero.

Ingredientes:

- 1 colher de chá de raiz de bardana picada
- 1 xícara de água de água quente

Modo de preparo:

- Adicione uma colher de chá de raiz de bardana picada em uma xícara de água quente. Deixe em infusão por 10 a 15 minutos, coe e beba
- Tome o chá de raiz de bardana duas vezes ao dia.

10.Compressa de óleo de rícino

O óleo de rícino tem propriedades anti-inflamatórias e analgésicas, podendo ser usado externamente para aliviar a inflamação no útero.

Ingredientes:

- Óleo de rícino
- Algodão

Modo de preparo:

- Aplique um pouco de óleo de rícino em uma compressa de algodão e coloque-a na região inferior do abdômen, onde o útero está localizado. Cubra com uma toalha quente e deixe agir por cerca de 30 minutos. Repita o processo duas vezes ao dia, conforme necessário.

É importante enfatizar que essas opções são complementares e não substituem a consulta médica e o tratamento adequado. Consulte um profissional de saúde para receber orientações personalizadas e um plano de tratamento adequado à sua condição específica

Capítulo 9
Infecção Urinária

As infecções do trato urinário (ITU) são comuns e podem afetar pessoas de todas as idades. Essas infecções ocorrem quando bactérias, geralmente provenientes do trato gastrointestinal, entram no sistema urinário e se multiplicam, causando irritação e inflamação. Neste artigo, discutiremos as causas, sintomas e opções de tratamento para infecções urinárias

Causas da Infecção Urinária: As infecções urinárias são principalmente causadas por bactérias, sendo a Escherichia coli (E. coli) a mais comum. No entanto, outras bactérias, como Klebsiella, Proteus e Enterococcus, também podem estar envolvidas. As causas comuns de infecção urinária incluem:

1. Bactérias intestinais: As bactérias podem se mover do ânus para a uretra e chegar à bexiga, onde se multiplicam e causam infecção.
2. Fatores anatômicos: Algumas condições, como refluxo vesicoureteral (quando a urina volta para os rins) e anomalias estruturais do trato urinário, podem aumentar o risco de infecção.
3. Cateterismo urinário: A presença de um cateter urinário pode facilitar a entrada de bactérias na bexiga.
4. Supressão do sistema imunológico: Pessoas com sistemas imunológicos enfraquecidos têm maior risco de desenvolver infecções urinárias.

As infecções urinárias são comuns e podem ser desconfortáveis. É essencial procurar tratamento médico adequado para obter um diagnóstico preciso e um plano de tratamento eficaz. Seguir as orientações médicas, manter uma boa higiene pessoal e adotar medidas preventivas ajudam a reduzir o risco de infecções urinárias recorrentes. Se você suspeitar de uma infecção urinária, não hesite em procurar um profissional de saúde para obter a orientação adequada.

1.Chá de Cabelo de milho

O cabelo de milho é a parte que fica dentro da espiga de milho e são os fios amarelados que se desenvolvem durante o desenvolvimento dos grãos deste alimento. Esta parte do milho é usada em várias regiões do mundo como planta medicinal para tratar diversas doenças e problemas de saúde

Ingredientes:

- 1 colher (de sopa) extrato seco de cabelo de milho
- 250 mL de água

Modo de preparo:

Ferver a água com o extrato seco de cabelo de milho, cobrir e deixar descansar por 10 minutos. Em seguida, esperar esfriar um pouco e coar, podendo beber este chá até três vezes por dia.

Os estudos mostram que o cabelo de milho é uma planta medicinal segura e com poucos efeitos colaterais associados, entretanto, deve ser usado com cautela em pessoas com pessoas que têm inflamação na próstata, pois como aumenta a frequência urinária pode causar desconforto no momento de urinar.

Não deve ser usado por mulheres grávidas e que estejam amamentando, pois altera os níveis do hormônio ocitocina, que é responsável pelas contrações do útero, por exemplo. E ainda, pessoas que já fazem uso de remédios para baixar a pressão arterial, anticoagulantes, diuréticos e para diabetes devem perguntar o médico antes de começar a usar o cabelo de milho.

2.Suco de cranberry

O suco de cranberry pode ajudar a prevenir a adesão de bactérias às paredes do trato urinário. Beba suco de cranberry puro e sem adição de açúcar regularmente para ajudar a prevenir infecções urinárias.

Ingredientes:

- 1 xícara de cranberries frescos ou congelados
- 2 xícaras de água

Modo de preparo:

- Lave bem os cranberries.
- Em uma panela, adicione os cranberries e a água.
- Leve ao fogo médio e deixe ferver.
- Reduza o fogo para médio–baixo e cozinhe por cerca de 10 minutos, até que os cranberries estejam macios.
- Retire do fogo e deixe esfriar por alguns minutos.
- Despeje a mistura em um liquidificador ou processador de alimentos e bata até obter uma consistência suave.
- Se preferir um suco mais líquido, você pode coar a mistura para remover os pedaços sólidos.
- Prove o suco e, se necessário, adoce com um pouco de adoçante a gosto.

Como tomar:

- beba o suco de cranberry puro, sem adição de açúcar, para obter os melhores benefícios para a saúde. Se achar o suco muito azedo, você pode adicionar um pouco de adoçante natural, como mel ou stévia para melhorar o sabor.
- O ideal é tomar cerca de 1 a 2 copos (250–500 ml) de suco de cranberry por dia para ajudar na prevenção de infecções do trato urinário.

3.Chá de folha de dente-de-leão

O chá de folha de dente-de-leão tem propriedades diuréticas que podem ajudar a aumentar a produção de urina, auxiliando na eliminação das bactérias causadoras da infecção.

Ingredientes:

- 1 colher de chá de folhas de dente-de-leão secas
- 1 xícara de água fervente

Modo de preparo:

- Ferva a água em uma panela.
- Enquanto a água está fervendo, adicione as folhas de dente-de-leão secas em uma peneira ou infusor de chá.
- Coloque a peneira ou o infusor de chá dentro de uma xícara.
- Despeje a água fervente sobre as folhas de dente-de-leão.
- Cubra a xícara e deixe as folhas de dente-de-leão em infusão por cerca de 5 a 10 minutos.
- Após o tempo de infusão, retire a peneira ou o infusor de chá da xícara, pressionando levemente as folhas para liberar o máximo de sabor.
- O chá de folha de dente-de-leão está pronto para ser consumido.

Como tomar:

- É recomendado começar com uma xícara por dia e aumentar gradualmente, se desejar.

4.Vinagre de maçã

O vinagre de maçã tem propriedades antibacterianas que podem ajudar a combater as bactérias causadoras da infecção urinária.

Ingredientes:

- 1 colher de sopa de vinagre de maçã
- 1 copo de água
- beba duas vezes ao dia.

5.Consumo de alho

O alho possui propriedades antimicrobianas que podem ajudar a combater as bactérias causadoras da infecção urinária.

Ingredientes:

- Adicione alho fresco esmagado em suas refeições diárias ou consuma-o cru.

Consulte um profissional de saúde antes de fazer alterações significativas em sua dieta, especialmente se você estiver tomando medicamentos.

Lembre-se de que essas receitas são complementares ao tratamento médico e não substituem a consulta a um profissional de saúde. Se você suspeita de uma infecção urinária, é importante buscar orientação médica para um diagnóstico adequado e um plano de tratamento adequado às suas necessidades individuais.

6.Chá de cavalinha

O chá de cavalinha possui forte ação diurética por ter na sua composição flavonóides, como quercetina e apigenina, e compostos fenólicos, como os ácidos cafeico e cinâmico, que agem aumentando a eliminação da urina, o que ajuda a eliminar as bactérias do trato urinário, combatendo a infecção urinária

Ingredientes:

- 1 colher (de sopa) do talo seco da cavalinha;
- 1 xícara de água fervente.

Modo de preparo:

- Adicionar o talo seco da cavalinha na xícara de água fervente e deixar repousar por cerca de 5 a 10 minutos. Coar e beber até 2 xícaras por dia, de preferência após as principais refeições do dia.

O chá de cavalinha não deve ser utilizado por mais de 1 semana seguida, para evitar desidratação e eliminação de alguns minerais essenciais para o corpo, e causar efeitos colaterais como diarreia, dor de cabeça forte, perda de peso, pancreatite, alteração da frequência cardíaca e fraqueza muscular.

Este chá não deve ser usado por mulheres grávidas ou em amamentação ou por pessoas com insuficiência cardíaca, pressão baixa e doenças renais, por exemplo, devido à sua capacidade de diminuir a pressão arterial e de possuir forte efeito diurético.

7.Chá alho e gengibre

O chá de alho e gengibre tem propriedades antioxidantes e anti-inflamatórias devido à alicina, presente no alho, e compostos fenólicos como o gingerol, chogaol e zingerona, do gengibre, que ajudam a combater os sintomas da infecção urinária como dor ou queimação ao urinar.

Ingredientes:
- Dentes de alho descascados e cortados ao meio;
- 1 cm de raiz de gengibre ou ½ colher de chá de gengibre em pó;
- 3 xícaras de água;
- Mel para adoçar (opcional).

Modo de preparo:
- Ferver a água com o alho. Retirar do fogo e acrescentar o gengibre e o mel. Coar e servir a seguir.

O gengibre não deve ser consumido por pessoas que usam anticoagulantes, e por isso deve ser retirado do chá nesses casos.

8.Suco de romã

O suco de romã é rico em substâncias antibacterianas como triterpenos, esteróides, glicosídeos, taninos, e vitamina C, que aumentam a acidez da urina e impedem o crescimento de bactérias que causam a infecção urinária como Escherichia coli e Klebsiella pneumoniae.

Ingredientes:

- 2 a 3 romãs maduras;
- 1 copo de água.

Modo de preparo:

- Cortar as romãs ao meio e retirar as sementes. Bater no liquidificador as sementes das romãs juntamente com a água.
- Coar e beber em seguida.

9. Infusão de salsinha

A infusão de salsinha, além de ser um forte diurético natural, também ajuda na saúde dos rins, permitindo eliminar mais rapidamente a urina, o que ajuda a eliminar as bactérias do trato urinário, combatendo a infecção urinária.

Ingredientes:
- 1 punhado de salsinha
- 1 xícara de água fervente

Modo de preparo:
- Cortar a salsinha em pequenos pedaços e adicionar na xícara de água fervente. Deixar repousar por 5 a 7 minutos.
- Coar as folhas de salsinha, deixar amornar e beber até 3 vezes por dia.

A infusão de salsinha não deve ser usada por mulheres grávidas ou por pessoas com insuficiência renal ou cardíaca.

10.Chá de uva-ursi

O chá de uva-ursi tem propriedades antissépticas, diuréticas e anti-inflamatórias por conter na sua composição substâncias como arbutina, hidroquinona e hidroxiacetofenona, que aumentam a eliminação da urina, limpam e diminuem o inchaço das vias urinárias.

Ingredientes:
- 2 colheres (de sopa) de folhas secas de uva-ursi;
- 1 litro de água.

Modo de preparo:
- Ferver a água junto com as folhas de uva-ursi por aproximadamente 15 minutos.
- Coar e beber de 2 a 3 xícaras por dia, por no máximo 5 dias.

Este chá não deve ser usado por mulheres grávidas ou em amamentação, crianças menores de 12 anos e por pessoas com problemas de estômago como gastrite ou úlcera, por exemplo.
O chá de uva-ursi pode causar efeitos colaterais quando usado em quantidades maiores do que as recomendadas, causando sintomas como zumbido no ouvido, náusea, vômito, sensação de falta de ar ou convulsões.

A asma é uma doença respiratória crônica que afeta milhões de pessoas em todo o mundo. Caracterizada por inflamação e estreitamento das vias aéreas, a asma pode causar sintomas como falta de ar, chiado no peito, tosse e opressão torácica. Embora o tratamento médico seja essencial para o controle adequado da asma, existem remédios caseiros naturais que podem ser usados como complemento para aliviar os sintomas e melhorar a qualidade de vida dos portadores de asma. Neste artigo, vamos explorar algumas receitas naturais que podem oferecer alívio para quem sofre com essa condição.

1. Chá verde

Alguns estudos mostram que o chá verde, feito a partir da planta Camellia sinensis, possui cafeína na sua composição, uma substância que ajuda a relaxar os músculos dos brônquios diminuindo as crises de asma, melhorando a respiração.

O chá verde pode ser utilizado na forma de chás, infusões ou extrato natural, e deve ser utilizado com orientação médica pois o uso em excesso pode prejudicar o fígado.

Ingredientes
- 1 colher (de chá) de folhas de chá verde ou 1 sachê de chá verde;
- 1 xícara de água fervente.

Modo de Preparo:
- Adicionar as folhas ou o sachê de chá verde na xícara com água fervente e deixar repousar por 10 minutos. Coar ou retirar o sachê e beber em seguida.
- Este chá pode ser consumido de 3 a 4 vezes ao dia, ou conforme orientação médica.

O chá verde não deve ser consumido por crianças, mulheres grávidas ou que estejam amamentando, por pessoas que têm insônia, hipertireoidismo, gastrite ou hipertensão arterial. Além disso, por conter cafeína na sua composição, deve-se evitar tomar este chá no fim do dia ou em quantidade superior à recomendada.

2. Chá de gengibre e alho

O chá de gengibre e alho tem propriedades antioxidantes e anti-inflamatórias devido à alicina, presente no alho, e aos compostos fenólicos, como o gingerol, chogaol e zingerona, presentes no gengibre. Estas substâncias ajudam a combater os sintomas da asma como tosse, chiado, sensação de pressão no peito e mal estar geral.

Ingredientes
- 3 dentes de alho descascados e cortados ao meio;
- 1 cm de raiz de gengibre ou ½ colher de chá de gengibre em pó;
- 3 xícaras de água;
- Mel para adoçar (opcional)..

Modo de Preparo:
- .Ferver a água com o alho. Retirar do fogo e acrescentar o gengibre e o mel. Coar e servir a seguir.

O gengibre não deve ser consumido por pessoas que usam anticoagulantes, e por isso deve ser retirado do chá nesses casos.

3. Infusão de tomilho

A infusão de tomilho é rica em substâncias anti-inflamatórias, antioxidantes e expectorantes, como timol, carvacrol, cimeno e linalol, que permitem a eliminação do catarro e aliviam a tosse, falta de ar e a sensação de peso no peito da rinite alérgica.

Ingredientes
- 1 colher (de sopa) de extrato de tomilho seco ou 2 ramos de tomilho fresco;
- 1 litro de água fervente.

Modo de Preparo:
- Adicionar o tomilho seco na água fervente e deixar descansar por 5 a 10 minutos.
- Coar e beber até 3 xícaras por dia.

A infusão de tomilho não deve ser usada por pessoas com problemas no estômago como gastrite ou úlcera, por pessoas com doenças no fígado ou que usam remédios anticoagulantes como varfarina ou clopidogrel, por exemplo.

4. Chá de vassourinha-doce

O chá de vassourinha-doce, preparado com a planta medicinal da espécie Scoparia dulcis, é um ótimo remédio natural para asma, pois possui taninos, alcalóides, esteróides e compostos fenólicos na sua composição, com ação anti-inflamatória e antialérgica, ajudando a aliviar a tosse.

Ingredientes
- 5 g de vassourinha-doce;
- 250 mL de água.

Modo de Preparo:
- Adicionar a vassourinha-doce na água e deixar ferver por 10 minutos. A seguir, deixar amornar, coar.
- Beber até 3 xícaras por dia.

Este chá não deve ser tomado por mulheres grávidas ou em amamentação ou por pessoas com que tenham pressão alta ou diabetes, ou que utilizam remédios inibidores da bomba de próton, como omeprazol ou lanzoprazol, por exemplo.

5. Xarope de rábano-silvestre

O xarope de rábano-silvestre, feito com a raiz da planta medicinal da espécie Armoracia rusticana, é rico em isotiocianatos, que são substâncias com ação anti-inflamatória, que ajudam a reduzir a inflamação das vias respiratórias, aliviando os sintomas de tosse e sensação de pressão no peito, por exemplo.

Ingredientes
- 1 colher (de chá) de raiz de rábano-silvestre ralada;
- 1 colher (de chá) de mel.

Modo de Preparo:
- Misturar os ingredientes em um recipiente limpo e seco, e deixar em repouso por 12 horas.
- Depois coar a mistura numa peneira fina
- Tomar esta dose 2 ou 3 vezes por dia.

Este xarope não deve ser usado por crianças menores de 5 anos, mulheres grávidas ou em amamentação, ou por pessoas com problemas no estômago como gastrite ou úlcera, ou que tenham síndrome do intestino irritável, hipotiroidismo ou hipertiroidismo.
Além disso, o uso excessivo do rábano-silvestre pode causar irritação na boca, nariz ou estômago.

6. Xarope de sementes de abóbora

O xarope feito com as sementes de abóbora é outra boa opção de remédio natural para asma pois é rico em magnésio que ajuda a melhorar a capacidade respiratória dos pulmões, melhorando a respiração. Além disso, a semente de abóbora é rica em substâncias anti-inflamatórias que diminuem a inflamação dos brônquios, facilitando a passagem do ar e reduzindo sintomas como tosse e falta de ar.

Ingredientes
- 60 sementes de abóbora;
- 1 colher (de sopa) de mel;
- 1 xícara de água;
- 25 gotas de própolis.
-

Modo de Preparo:
- Descascar as sementes de abóbora, juntar com o mel e a água. Bater tudo no liquidificador e depois adicionar o própolis.
- Tomar 1 colher (de sopa) deste xarope, de 4 em 4 horas, quando a asma estiver mais atacada.

Este xarope não deve ser utilizado por pessoas que têm alergia ao mel, própolis ou pólen.

7. Inalação de Lavanda e Hortelã

A hortelã-pimenta é conhecida por suas propriedades descongestionantes e expectorantes, que podem ajudar a abrir as vias aéreas, aliviando a congestão nasal e a dificuldade respiratória. A inalação de lavanda e hortelã é especialmente indicada para pessoas que sofrem de asma ou outras condições respiratórias.

Ingredientes
- 3 gotas de óleo essencial de lavanda
- 3 gotas de óleo essencial de hortelã-pimenta
- 1 bacia de água quente

Modo de Preparo:
- Encha uma bacia com água quente.
- Adicione as gotas de óleo essencial de lavanda e hortelã-pimenta na água quente.
- Cubra a cabeça com uma toalha e incline-se sobre a bacia.
- Inale o vapor profundamente por alguns minutos, mantendo os olhos fechados

8.Chá de Raiz de Alcaçuz

O chá de raiz de alcaçuz é uma bebida herbal popular, preparada a partir da raiz da planta Glycyrrhiza glabra. Essa erva possui diversas propriedades benéficas para a saúde, graças aos seus compostos naturais. algumas das principais propriedades encontradas no chá de raiz de alcaçuz: Anti-inflamatória, Expectorante, Adstringente, Antioxidante.

Ingredientes
- 1 colher de sopa de raiz de alcaçuz seca
- 1 xícara de água fervente

Modo de Preparo:
- Coloque a raiz de alcaçuz na xícara de água fervente.
- Cubra e deixe em infusão por 10-15 minutos.
- Coe o chá e beba-o morno.
- Tomar 2 x ao dia

9.Xarope de Cebola e Mel

O xarope de cebola e mel combina as propriedades anti-inflamatórias e expectorantes da cebola com as propriedades suavizantes e antioxidantes do mel. Essa combinação pode ajudar a reduzir a inflamação das vias aéreas, aliviar a tosse, facilitar a eliminação do muco e melhorar a respiração.

Ingredientes
- 1 cebola média
- 1 xícara de mel puro

Modo de Preparo:
- Descasque a cebola e corte-a em pedaços pequenos.
- Em um recipiente, coloque a cebola picada e a xícara de mel puro.
- Deixe o xarope repousar por algumas horas, preferencialmente durante a noite.
- Coe o xarope para retirar os pedaços de cebola.
- Tome uma colher de sopa do xarope de cebola e mel duas vezes ao dia, preferencialmente antes das refeições.
- Agite o frasco antes de cada uso.

A cebola é geralmente segura para consumo, mas algumas pessoas podem ser sensíveis a ela e apresentar sintomas como azia, refluxo ácido ou desconforto gastrointestinal. Se você tiver reações adversas, interrompa o uso do xarope e procure orientação médica. Além disso, pessoas alérgicas ao mel devem evitar o consumo deste xarope.

10.Chá de Gengibre e Cúrcuma

O chá de gengibre e cúrcuma oferece diversos benefícios que podem ser úteis para pessoas que sofrem de asma. Ambos o gengibre e a cúrcuma possuem propriedades anti-inflamatórias, antioxidantes e imunomoduladoras que podem contribuir para o alívio dos sintomas da asma e melhorar a saúde respiratória.

Ingredientes
- 1 colher de sopa de gengibre fresco ralado
- 1 colher de chá de cúrcuma em pó
- 1 xícara de água fervente

Modo de Preparo:
- Coloque o gengibre ralado e a cúrcuma em pó na xícara de água fervente.
- Cubra e deixe em infusão por 5-10 minutos.
- Coe o chá e beba-o morno.
- Beba o chá de gengibre e cúrcuma 2x vezes ao dia, de manhã e à noite.

Observação: Pode ser consumido morno ou frio, conforme sua preferência.

No entanto, é importante não exceder a dose recomendada e prestar atenção à sua própria resposta ao chá. Se você tiver alguma reação adversa ou desconforto, interrompa o consumo e consulte um profissional de saúde.

Considerações Finais

Caro leitor,

Chegamos ao final deste e-book sobre Saúde Natural, e esperamos que você tenha encontrado informações valiosas e práticas para melhorar sua saúde de forma natural. Exploramos uma variedade de receitas, ingredientes e abordagens que podem proporcionar alívio para várias condições, promovendo um estilo de vida mais equilibrado e saudável.

É importante lembrar que os remédios naturais são complementares ao cuidado médico convencional e não devem substituir a orientação de um profissional de saúde qualificado. Antes de iniciar qualquer novo tratamento, mesmo que seja natural, é fundamental consultar um médico ou outro profissional de saúde. Cada pessoa é única, e o que funciona para um indivíduo pode não ser apropriado para outro.

Ao explorar as opções de remédios caseiros, leve em consideração seu próprio histórico médico, condições pré-existentes, alergias e possíveis interações com medicamentos que você esteja tomando. Lembre-se de que, embora as abordagens naturais possam oferecer benefícios notáveis, é sempre melhor tomar decisões informadas e seguras em relação à sua saúde.

Agradecemos por confiar em nós como uma fonte de informações sobre Saúde Natural. Nossa intenção é capacitar você a tomar decisões conscientes para promover seu bem-estar. Seja qual for o caminho que você escolher para aprimorar sua saúde, mantenha uma comunicação aberta com seu profissional de saúde e compartilhe suas escolhas e decisões para que eles possam fornecer orientações apropriadas e personalizadas.

Lembre-se: sua saúde é um tesouro precioso, e cuidar dela é um investimento em sua qualidade de vida. Continue explorando, aprendendo e buscando maneiras de viver de maneira mais saudável e equilibrada.

Desejamos a você saúde, vitalidade e bem-estar contínuos.

Com gratidão,
Suyanne Spinoza
Produtora Digital

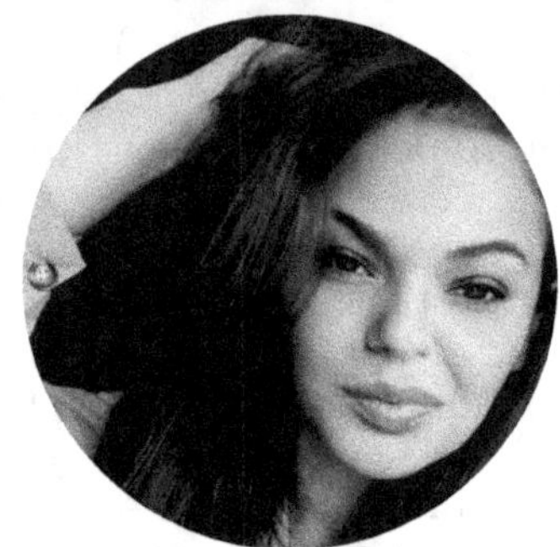

Gostaria de aproveitar esta oportunidade para compartilhar um pouco sobre mim e minha jornada por trás deste projeto.

Meu nome é Suyanne Spinoza, e sou uma entusiasta apaixonada por saúde holística e bem-estar. Embora as receitas e informações apresentadas aqui não tenham sido criadas por mim, meu papel fundamental foi trazer esses valiosos recursos até você, de forma organizada e acessível.
Como produtora digital, meu objetivo é criar conteúdo significativo que possa fazer a diferença na vida das pessoas. Estou empenhada em fornecer informações confiáveis e práticas para aqueles que desejam explorar abordagens naturais para cuidados com a saúde.
Ao longo desta jornada, tive o privilégio de pesquisar e explorar a vasta riqueza de conhecimentos sobre saúde natural. Minha missão é compartilhar essas informações de maneira clara e confiável, para que você possa tomar decisões informadas e positivas em relação à sua saúde.
Espero que as informações aqui apresentadas tenham sido valiosas para você, e que possam contribuir para suas escolhas conscientes. Agradeço por confiar em mim para fornecer informações úteis e por estar aberto a explorar uma abordagem mais natural para o cuidado com a saúde.

Desejo à você uma jornada de descoberta contínua, saúde vibrante e bem-estar duradouro.

Com gratidão,
Suyanne Spinoza